ESSAI

SUR LES

SYMPTOMES CÉPHALIQUES

DU

TABES DORSALIS

PAR

Le Dr A. PIERRET

ANCIEN INTERNE EN MÉDECINE ET EN CHIRURGIE

DES HOPITAUX DE PARIS,

SECRÉTAIRE DE LA SOCIÉTÉ DE BIOLOGIE.

PARIS

J. B. BAILLIÈRE ET FILS

19, rue Hautefeuille, 19.

1876

ESSAI

SUR LES

SYMPTOMES CÉPHALIQUES

DU

TABES DORSALIS.

ESSAI

SUR LES

SYMPTOMES CÉPHALIQUES

DU

TABES DORSALIS

PAR

Le Dr A. PIERRET

ANCIEN INTERNE EN MÉDECINE ET EN CHIRURGIE
DES HOPITAUX DE PARIS,
SECRÉTAIRE DE LA SOCIÉTÉ DE BIOLOGIE.

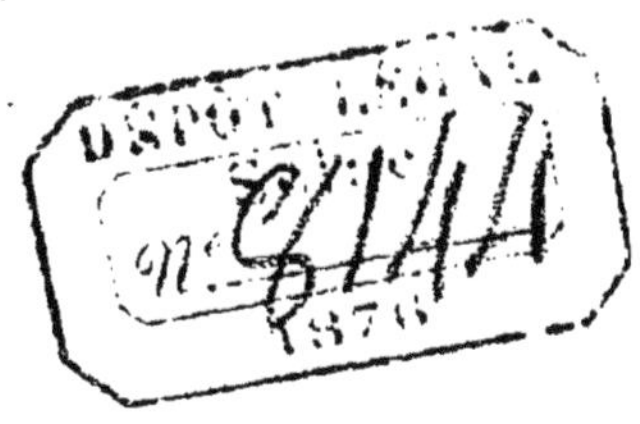

PARIS

J. B. BAILLIÈRE et FILS

LIBRAIRES DE L'ACADÉMIE NATIONALE DE MÉDECINE
19, rue Hautefeuille, 19.

1876

ESSAI

SUR LES

SYMPTOMES CÉPHALIQUES

DU

TABES DORSALIS.

I.

PRÉAMBULE.

Quand Duchenne de Boulogne avec son seul génie clinique, construisit de toutes pièces la symptomatologie de cette affection nerveuse qu'il nomma ataxie locomotrice progressive, il fit faire à la science médicale française un éminent progrès. D'un fouillis d'observations compliquées, diffuses, confuses et sans liens, il sut retirer avec un discernement presque instinctif quelques observations types, dont il se servit pour appuyer ses descriptions. Sans doute, il ne put méconnaître qu'il laissait de côté certaines observations qui, par quelques côtés, avaient des airs de parenté avec celles qu'il conservait ; mais préoccupé avant tout de présenter au public médical une œuvre claire et précise, il se garda des anomalies comme d'un danger et accorda même aux symptômes les plus communs une importance capitale et, suivant lui, tout à fait diagnostique.

Si les mémoires et surtout les descriptions cliniques de Duchenne de Boulogne sont claires et concluantes dans leur netteté un peu voulue, il n'en est pas de même de celles de Romberg. Sous le nom de tabes dorsalis, expression générale et peu compromettante, il décrit une maladie dans laquelle il est bien possible de reconnaître l'ataxie de Duchenne, mais à laquelle Romberg ne sait pas donner ce caractère de personnalité bien accusée qui fit le succès de la description du médecin français.

Après que les descriptions de Duchenne eurent été vulgarisées et rendues classiques par les éloquentes cliniques du professeur Trousseau, on vit les médecins chercher à se rendre compte des conditions d'évolution de cette singulière maladie. Comme il arrive souvent, et peut-être aussi un peu par la faute de Duchenne de Boulogne, le symptôme principal devint la maladie elle-même et l'étude de la maladie de Duchenne se confondit avec celle du redoutable problème de la coordination des mouvements.

Nous ne pensons pas que la science médicale ait beaucoup gagné aux nombreuses théories à l'aide desquelles les médecins contemporains ont su leurrer leur curiosité. Les explications proposées en général n'expliquent rien, et le plus souvent reposent sur des données soi-disant physiologiques, d'une exactitude tout à fait contestable. Il nous serait bien facile de justifier nos assertions, mais cette discussion nous entraînerait trop loin. Il nous suffit de rappeler le rôle que l'on fit jouer au cervelet dans la pathogénie d'une affection dont un des symptômes seulement se rapproche de ceux qu'amènent quelquefois leur suite certaines lésions des hémisphères cérébelleux.

Il arriva aussi que, sous l'influence de ces idées préconçues, on fit de l'ataxie locomotrice une sorte d'affection singulière due aux altérations fonctionnelles de régions du système nerveux douées de facultés coordinatrices des mouvements. Placé d'abord dans le cervelet, ce centre fonctionnel fut plus tard reporté dans les faisceaux postérieurs sans beaucoup plus de raison.

Il nous semble que c'est à cette tendance que l'on doit rapporter les idées confuses que l'on se fit alors de l'ataxie locomotrice. Rapportant tout à un symptôme qui pour être important n'est pas à beaucoup près le seul qui ait une valeur diagnostique, on apprit à reléguer au deuxième plan des phénomènes non moins caractéristiques, tels que les douleurs fulgurantes, les troubles de la sensibilité et surtout les paralysies locales.

L'idée que l'on se faisait de la maladie ne cadrait pas avec la dissémination et la variété des symptômes. On s'expliquait mal pourquoi une affection du système coordinateur était si souvent annoncée ou suivie par des symptômes qui n'ont, en apparence, rien à voir avec la coordination des mouvements. Aussi peut-on noter avec quel soin les auteurs qui considèrent surtout dans la maladie de Duchenne les troubles du mouvement se gardent de parler de tous ces symptômes aussi caractéristiques qu'embarrassants.

Dès que les progrès de l'anatomie pathologique furent suffisants, on commença à laisser de côté le cervelet, pour se rejeter sur le faisceau postérieur de la moelle épinière, et alors ce ne fut plus la physiologie qui servit à expliquer les symptômes observés, mais l'anatomie pathologique qui, mal interprétée, vint éclairer, et, il faut le dire, tromper la physiologie. S'attachant avec entêtement à cette idée que l'ataxie locomotrice est une maladie du système coordinateur, et voyant d'ailleurs qu'elle s'accompagne toujours d'une lésion des cordons postérieurs, on en vint à attribuer à ceux-ci la fonction dont on avait auparavant gratifié le cervelet.

Tout d'abord la chose parut d'autant plus claire que les troubles de la sensibilité, douleurs et anésthésie, s'expliquaient admirablement par la lésion des racines postérieures toujours plus ou moins altérées.

Ce fut un pas vers la vérité, ou tout au moins vers des hypothèses moins hasardées que celles des fonctions du cervelet. Malheureusement les expériences tentées dans le but de produire l'ataxie locomotrice par la lésion, section, irritation des faisceaux postérieurs de la moelle, restèrent sans résultat. Il fut impossible de produire artificiellement la moindre incoordination motrice. Cela ne découragea pourtant pas les partisans de systèmes coordinateurs ; l'idée persiste et se retrouve encore aujourd'hui dans bon nombre d'ouvrages de physiologie, bien qu'elle n'ait d'autres fondements que cette considération périlleuse : que l'ataxie locomotrice se caractérise cliniquement par de l'incoordination motrice

sans perte du mouvement (?), et que l'altération anatomique siége dans les faisceaux postérieurs.

Cependant une autre théorie avait pris naissance. En
raison des nombreuses lésions de la sensibilité observées
dans l'ataxie, mais toujours dans le but spécial d'expliquer l'incoordination ou mieux la coordination des mouvements, on en vint à penser que la sensibilité pourrait
bien jouer un rôle dans ce phénomène physiologique.
Van Deen avait fait des expériences sur les résultats de
la section des racines postérieures, qui, répétées par
Claude Bernard avec plein succès, démontrèrent que la
sensibilité est nécessaire pour la bonne exécution des
mouvements volontaires. On imagina alors des fibres
réflecto-motrices ; on parla de sens musculaire, voire
même de sens articulaire ; mais la question fit peu de
progrès et se trouva même arrêtée dès que l'on vit des
hystériques privées de sensibilité mouvoir leurs membres
régulièrement sans le secours de la vue.

C'est pourtant, il nous semble, de ce côté qu'il faut
chercher. En étudiant avec soin les effets produits par la
section des racines postérieures sur l'excitabilité de la
substance grise, des racines antérieures, et aussi sur les
caractères des contractions musculaires produites dans
ces conditions, on arriverait probablement à interpréter
les troubles du mouvement chez les ataxiques sans avoir
recours aux hypothèses.

Des expériences dues à Bezold et Uspensky, Cyon,
Guttmann, Grünhagen, Choumowsky, Masius et Van Lair
ont déjà donné des résultats assez concordants pour être

utilisés, comme nous essayerons de le faire dans le cours de cette discussion.

Quoi qu'il en soit, sous l'empire de ces préoccupations physiologiques, les médecins perdaient insensiblement l'habitude de considérer le Tabes au point de vue clinique.

Personne ne songeait à se demander pourquoi cette singulière maladie commence tantôt par un bras, tantôt par une jambe; pourquoi il peut exister des douleurs fulgurantes seulement dans les bras, tandis que les membres inférieurs, après avoir subi les mêmes douleurs fulgurantes, sont arrivés au dernier degré de l'impotence motrice.

C'est à l'école de la Salpêtrière que revient l'honneur d'être rentrée dans la voie de l'observation clinique.

Déjà, en **1862**, MM. Charcot et Vulpian publièrent de remarquables observations qui furent utilisées dans l'excellent mémoire de Carre. Plus tard, M. Cornil chercha à expliquer pourquoi les ataxiques deviennent paralytiques dans les derniers temps de leur existence. Enfin, MM. Charcot et Bouchard publièrent l'observation singulière d'une malade qui, affectée de douleurs fulgurantes caractéristiques, ne présentait aucune lésion médullaire appréciable à l'œil nu. Ce cas vint prendre place à côté de celui qu'avaient observé MM. Duchenne et Gubler, et qui, malheureusement, servit de base et d'appui à la théorie pathogénique erronée de Trousseau.

Vinrent ensuite les recherches de MM. Charcot sur les arthropathies ataxiques, puis les leçons de notre maître sur les crises gastriques et les ataxies frustes ou incomplètes.

La connaissance de ces ataxies frustes est des plus importantes, car elle démontre que l'on peut être parfaitement sous l'influence de la cause générale morbifique, sans avoir la moindre incoordination motrice. Un amaurotique, un strabique paralytique, un malade atteint depuis quinze ans de douleurs fulgurantes ou d'anésthésie de la face, sont des ataxiques en puissance.

Bien plus, la maladie pour ne les atteindre que partiellement n'en est pas moins susceptible de se développer d'abord complétement dans ce département limité pour se généraliser ensuite.

Prenons un exemple : un malade est atteint depuis dix ans d'ataxie locomotrice dans les membres inférieurs; il avait souffert de douleurs fulgurantes, de troubles de la sensibilité, puis l'incoordination est survenue, enfin l'impotence motrice finale. La maladie semble arrêtée depuis quelques années, quand un jour le malade se plaint dans le dos de la main droite de douleurs fulgurantes qu'il reconnaît parfaitement. Bientôt le petit doigt devient comme engourdi, la sensibilité de la peau est obtuse, les mouvements maladroits. Le malade éprouve le besoin de frotter ce doigt toujours placé maladroitement dans des positions qui gênent les fonctions de la main. Si l'on examine avec soin l'état des mouvements dont ce membre est susceptible, on en trouve toujours quelqu'un d'incomplet, et, il faut le dire, à l'aide du dynamomètre, on s'aperçoit que certains muscles sont parétiques.

Sans doute ce malade ne casse rien, il n'a pas les mouvements de polichinelle, cependant il est ataxique, et ataxique d'une portion d'un membre.

C'est dans cette voie de localisation que, depuis sept ans, sous la direction de notre savant maître, M. le professeur Charcot, nous étudions l'ataxie locomotrice.

Les résultats auxquels nous sommes arrivé nous paraissent avoir déjà quelque importance.

En premier lieu nous avons démontré que le faisceau postérieur chez l'homme doit être divisé en deux régions physiologiquement distinctes : le faisceau médian et les zones radiculaires. A celles-ci appartiennent tous les phénomènes tabétiques proprement dits : douleurs fulgurantes, anésthésies, incoordination des mouvements; à celui-là une sorte de paralysie flaccide des membres inférieurs qui rend la station debout difficile ou impossible.

Nous avons fait voir que le développement des symptômes tabétiques est en raison directe de l'étendue et de la profondeur des lésions des zones radiculaires, enfin nous avons montré que chacune de ces zones est indépendante de l'autre et que la myélite peut rester localisée, soit à un côté de la moelle, soit à l'espace restreint qui sépare les origines des nerfs brachiaux.

A la suite de ces travaux, nous avons pu concevoir que la maladie dont l'ataxie locomotrice est un symptôme, est une affection systématique, en ce sens qu'elle s'attaque à certaines parties de la moelle qui constituent un système anatomique : celui des fibres sensitives.

En outre, et nous insistons sur ce point, nous avons

fait voir qu'elle peut naître en un point quelconque de ce système et qu'il est donc convenable de rechercher dans l'ensemble du système nerveux, les régions qui représentent physiologiquement les zones radiculaires postérieures de l'axe spinal. Ainsi pourra-t-on se rendre compte des symptômes céphaliques de l'ataxie locomotrice, groupe morbide qui comprend tous les troubles de sensibilité générale ou spéciale aussi bien que des altérations variées de la motilité.

Nous espérons remplir peu à peu ce vaste cadre, mais aujourd'hui, pressé par le temps, nous voulons seulement, dans ce travail qui n'est qu'un essai, faire voir combien la physiologie pathologique de l'ataxie locomotrice s'éclaire par la comparaison des nerfs spinaux et des nerfs crâniens, tant au point de vue de leur origine centrale qu'à celui des symptômes qu'engendre leur altération.

Pour aller du simple au composé, nous commencerons par l'étude anatomique et clinique du *nerf trijumeau*.

CHAPITRE PREMIER

ANATOMIE DU NERF TRIJUMEAU CONSIDÉRÉ AU POINT DE VUE SPÉCIAL DE L'ATAXIE LOCOMOTRICE PROGRESSIVE.

Le nerf trijumeau, dans sa portion molle ou sensitive doit être considéré comme représentant les racines postérieures de presque tous les nerfs moteurs de la face.

C'est là une affirmation qui n'est pas hasardée et qui repose sur de nombreuses données anatomiques. Si chez l'homme les différentes fonctions tendent à acquérir une grande indépendance, il n'en est pas de même chez les vertébrés inférieurs. Chez ces derniers, les nerfs crâniens conservent tous les caractères qui les rapprochent des nerfs spinaux et ne se montrent pas *dissociés* comme ils le sont chez l'être humain.

En anatomie comparée, on voit le GROUPE DU TRIJUMEAU desservir la plus grande partie de la tête, les orbites, ainsi que l'origine du canal digestif, et envoyer à ces parties des branches nerveuses *sensitives et motrices*. Quelques-uns des nerfs de ce groupe sont quelquefois des nerfs distincts : *moteurs oculaires* ; mais l'état primitif persiste chez le Lepidosiren, dont les muscles de l'œil reçoivent des ramifications venant du tronc du Trijumeau. Il en est partiellement de même chez les Cyclostomes. Une branche du Trijumeau envoie des filets à trois des muscles de l'œil, les autres recevant des nerfs particuliers qui pénètrent ensemble dans l'orbite et qu'on distingue sous les noms de nerf *moteur oculaire* et de nerf *trochléaire*. Chez les autres poissons il s'y ajoute encore un nerf destiné au muscle droit externe, le *nerf abducteur*.

Quelques-uns de ces nerfs ne sont pas séparés du Trijumeau chez les amphibiens ; cela est surtout le cas pour l'*abducteur* qui est compris dans le Trijumeau ainsi que cela arrive quelquefois à une partie du nerf *oculo-moteur*.

A la portion postérieure du groupe Trijumeau appartient le nerf facial. Il part du cerveau tout près du nerf acoustique et forme la racine motrice (portion dure) d'un nerf construit d'après le type des nerfs spinaux, dont la racine sensitive (portion molle) serait représentée par le nerf acoustique.

Ces données que l'on trouve exposées dans tous les livres d'anatomie comparée, démontrent que les parties sensitives du Trijumeau, forment avec tous les nerfs de la face, ou quelques-uns seulement, suivant le rang occupé dans l'échelle des vertébrés par l'animal étudié à ce point de vue : de *véritables nerfs mixtes*.

Chez l'homme, il n'en est pas tout à fait de même. En effet, l'on voit alors, les nerfs moteurs oculaires, le Facial, naître séparés du Tronc du Trijumeau. Ce dernier ne renferme plus qu'une faible quantité de fibres motrices destinées aux *muscles masticateurs*. Cependant, et en raison de ce fait que sa racine sensitive est pourvue d'un ganglion, on voit, tous les anatomistes depuis Soemmering représenter ce nerf comme parfaitement comparable à un couple de racines spinales. Ainsi ferons-nous dans le courant de cette étude.

Ne voulant pas nous écarter de notre but, nous omettrons de décrire les branches terminales du nerf Trijumeau, et nous rappellerons immédiatement ce que l'on sait de ses origines centrales (1).

------

(1) Tous les éléments de cette thèse sont empruntés à un mémoire déposé à l'Assistance publique le 14 août 1875.

LE NERF TRIJUMEAU (PORTION SENSITIVE) NAIT SUR LE
PROLONGEMENT DES ZONES RADICULAIRES POSTÉRIEURES
DE LA MOELLE ÉPINIÈRE.

Si l'on cherche à suivre les fibres du Trijumeau dans
l'intérieur de la protubérance, on les voit, tout d'abord, se
diviser en deux faisceaux déjà isolés à la naissance du
nerf; l'une d'elles, grèle, dure, se rend presque horizon-
talement dans un petit noyau composé de cellules à forme
motrice (Noyau commun du Trijumeau moteur et du
Facial inférieur). L'autre faisceau, plus volumineux,
(racine molle sensitive) se dirige d'abord vers les parties
latérales du plancher du quatrième ventricule. Arrivée
là, elle fournit trois branches, l'une qui remonte probablement vers l'encéphale, l'autre qui se perd dans le
noyau connu sous le nom de *Locus Coeruleus*. La troisième branche s'infléchit de haut en bas, et suivant un
trajet sensiblement parallèle à celui du corps restiforme, descend jusqu'à la partie inférieure du bulbe, en
se mettant en rapport dans tout son trajet avec les cellules nerveuses qui constituent le *Tubercule cendré de
Rolando*, ou noyau inférieur du Trijumeau.

On sait que chez les animaux (grenouille, chien) ce
noyau inférieur du Trijumeau, est souvent très-apparent
et fait une saillie à l'extérieur même du bulbe. Il est
formé par des cellules ganglionnaires ovalaires, groupées
par îlots d'où naissent des fibres ascendantes qui, par

leur réunion, forment bientôt un faisceau connu sous le nom de racine descendante sensitive du nerf Trijumeau.

Si, dans une coupe transversale du bulbe, on cherche à reconnaître quelle est la situation de ce noyau par rapport aux autres parties constituantes de l'organe, on voit du premier coup-d'œil, qu'il occupe les régions latérales et postérieures, celles où l'on voit aboutir les fibres des cordons postérieurs de la moelle épinière, ou mieux des zones radiculaires postérieures qui comprennent suivant nous des fibres émanant du tiers postérieur du cordon latéral de la moelle et toutes les fibres ascendantes du *cervix cornu posterioris* destinées à mettre en communication les différents ganglions sensitifs. Bien plus, la plupart des anatomistes considèrent ce noyau comme exactement situé sur le prolongement réel de *la corne postérieure de l'axe spinal*.

Nous insisterons sur ce point qui est d'une importance capitale.

Si l'on examine ce que deviennent les cornes postérieures de la moelle, à la partie inférieure du bulbe rachidien, on les voit se rapprocher de la partie externe de l'organe et se placer *en avant* du corps restiforme. A la hauteur du point où naissent les premières cellules de l'hypoglosse, on voit même la tête de la corne postérieure se rapprocher de la périphérie et sur les coupes transversales apparaître sous la forme d'un îlot nettement défini, limité en avant et en arrière par des fibres nerveuses ascendantes,

Mais déjà à un niveau un peu inférieur, sur son côté interne et antérieur, près du *cervix cornu posterioris*, dans un point exactement comparable à celui où l'on voit dans la moelle apparaître les *colonnes de Clarke* on a pu voir naître un amas ganglionnaire connu sous le nom de *ganglion restiforme*.

Ce ganglion contient des cellules, le plus souvent ovalaires, un peu boursoufflées, pigmentées et qui n'ont pas cette élégance que l'on reconnaît aux cellules dites motrices. Un peu plus haut, ce ganglion se divise en deux parties qui se rapprochent du *caput cornu posterioris*, puis en trois, quatre îlots peu développés qui tous contiennent des cellules identiques.

C'est alors seulement et au niveau d'un point correspondant assez exactement au tiers inférieur de l'hypoglosse que l'on voit apparaître des cellules nerveuses dans le *caput cornu posterioris* lui-même. C'est alors seulement, aussi, que cet organe mérite la dénomination de *Tuber Cinereum*. Les cellules nerveuses qu'il renferme sont exactement les mêmes que celles du ganglion restiforme, aussi n'hésitons-nous pas à rattacher ce dernier ganglion au noyau inférieur *sensitif du nerf Trijumeau*.

Ce noyau, une fois constitué, remonte dans toute la longueur du bulbe jusqu'au niveau du *Locus coeruleus*, mais, fait digne de remarque, à mesure qu'il monte, ce qui restait de substance gélatineuse dans sa composition disparaît et l'on ne voit bientôt plus dans les coupes transversales autre chose que la section de tubes nerveux ascendants (*racine descendante du Trijumeau*) et les cellules nerveuses déjà décrites. Le nombre de ces dernières diminue d'ailleurs progressivement à mesure que la racine descendante devient plus nette.

Si l'on se reporte à la constitution de cette zone qui dans la moelle entoure la corne postérieure y compris le cervix et que nous avons appelée zone radiculaire postérieure, on voit facilement que dans le bulbe, le ganglion restiforme et le *caput cornu posterioris* sont entourés d'une substance blanche parfaitement comparable à la zone radiculaire postérieure de la moelle épinière et dont les parties antérieures contiennent, en effet, des fibres émanant des parties antérieures et internes des zones radiculaires spinales.

Or, étant donné ce fait que dans la moelle, la *sclérose des zones radiculaires* produit les symptômes tabétiques dans les membres et dans le tronc, il était logique de rechercher si dans le courant de la même affection on pouvait observer la sclérose des noyaux sensitifs du Trijumeau en même temps que celle des zones radiculaires. Ce travail nous l'avons fait, et dans un cas nous avons pu constater très-nettement qu'il existait autour du noyau inférieur du Trijumeau et de la colonne grêle (*slender column*) une sclérose bien définie et dont la forme et les rapports rappelaient exactement ce que l'on observe dans la moelle des ataxiques. Malheureusement le malade qui nous fournit ce résultat anatomique avait été pendant la vie observé d'une façon incomplète, aussi nous fut-il impossible de rien établir sur cette observation. Elle suffisait cependant pour nous démontrer que les troubles fonctionnels du Trijumeau peuvent exister dans le cours de l'ataxie locomotrice, en raison d'une inflammation chronique localisée dans le bulbe, en des régions comparables aux régions sensibles de la moelle, et susceptible de remonter aussi haut que l'origine des derniers nerfs moteurs de la face; moteur oculaire commun et pathétique. Cette inflammation chronique restait donc imputable à cette cause morbifique, inconnue dans son essence, et qui s'attaque à toutes les régions *sensibles* des centres nerveux : cerveau, moelle épinière, protubérance, bulbe rachidien.

D'ailleurs, en examinant avec soin et à ce point de vue tous les malades qui étaient à notre disposition et en relisant les observations publiées jusqu'à ce jour, nous n'avons pas tardé à nous convaincre que les lésions fonctionnelles du nerf Trijumeau sont loin d'être rares dans le cours de l'ataxie locomotrice. Ce nerf se comporte de tout point comme une racine postérieure et son étude est d'autant plus utile que par son influence sur la fonction du *goût, il établit une transition facile entre les nerfs de sensibilité générale et ceux qui président aux sens spéciaux.* Ces derniers, particulièrement l'auditif, sont très-souvent lésés dans l'ataxie, comme nous aurons l'occasion de le faire voir dans des mémoires spéciaux.

CHAPITRE DEUXIÈME.

De quelque façon que l'on considère l'ataxie locomotrice progressive, quel que soit le symptôme dont on veuille faire la caractéristique de la maladie; *incoordination motrice ou douleurs fulgurantes*, un grand fait s'impose à l'esprit: c'est que les troubles de la sensibilité semblent jouer un rôle prépondérant dans la physiologie pathologique de l'affection qui nous occupe.

Toujours les racines postérieures sont altérées, jamais les antérieures ne sont malades, à moins de complication. L'anésthésie, l'hypérésthésie, les douleurs sont des phénomènes des plus fréquents. D'un autre côté, l'incoördination motrice s'explique difficilement si l'on ne fait intervenir un trouble dans la sensibilité réflexe ou autre.

En faisant de l'ataxie locomotrice une névrose de la sensibilité, Trousseau était donc dans la vérité clinique.

Moins sceptiques que ce grand clinicien, les médecins contemporains ne se refusent plus à reconnaître l'existence des lésions spinales et s'accordent presque tous à considérer l'ataxie comme une inflammation chronique des faisceaux postérieurs de la moelle épinière. Cette manière de voir est incomplète, car elle ne tient pas compte des lésions qui doivent correspondre aux symptômes céphaliques du Tabes.

Or, comme nous l'avons déjà dit, le nerf Trijumeau peut et doit être considéré dans sa partie sensitive comme

représentant plusieurs racines postérieures dont les racines motrices seraient les nerfs moteurs de l'œil, pathétique, masticateurs, facial, etc. En étudiant donc les
phénomènes morbides engendrés par le Trijumeau, nous
aurons à parler des symptômes oculaires, strabisme,
troubles de l'accomodation, de la mastication, aussi bien
que des névralgies de la face et des anésthésies que l'on
y rencontre si fréquemment. Nous ne fournirons pas de
chaque espèce clinique de très-nombreux exemples , afin
de ne pas compliquer un ouvrage dont l'achèvement
demanderait plusieurs années.

Nous suivrons dans notre exposition l'ordre le plus
simple. Après avoir parlé du symptôme en lui-même,
nous placerons immédiatement les observations qui
démontrent son existence.

Nous divisons en deux classes les phénomènes sympto-
matiques sur lesquels nous voulons insister.

A. Symptômes dépendant de la sensibilité;

B. Symptômes dépendant de la motilité.

Chaque classe subdivisée, fournit le tableau suivant :

A	Symptômes de sensibilité.	Névralgies.	Douleurs fulgurantes.
			Douleurs persistantes.
		Anésthésies.	Sensibilité générale.
			Sensibilité spéciale.
		Hypérésthésies.	
B	Symptômes de motilité.	Paralysies.	
		Incoordination.	

SECTION A.

DES DOULEURS DE LA FACE CHEZ LES ATAXIQUES.

Les douleurs de la face chez les personnes atteintes d'ataxie locomotrice reproduisent exactement le type des douleurs observées dans les membres. Elles affectent le type *fulgurant* et le type *persistant* ou *continu*.

C'est ainsi que l'on voit les malades se plaindre d'élancements, de coups de canif dans les différentes branches cutanées du nerf Trijumeau. En général les rameaux orbitaires sont le plus souvent intéressés. Ces douleurs laissent souvent après elles, une zone d'hypérésthésie. On les rencontre assez souvent chez les malades atteints de troubles oculaires, mais ce fait n'est pas constant et l'on peut parfaitement observer l'un des phénomènes sans l'autre.

La douleur continue, est de beaucoup la plus fréquente. Les malades se plaignent alors de ressentir autour des orbites, le plus souvent à la racine du nez ou au niveau des muscles sourciliers (*trou susorbitaire*) une douleur contusive, avec quelques exacerbations ; douleur fixe, non mobile, s'accompagnant de sensibilité exagérée de la peau ou seulement d'anésthésie douloureuse. Lorsque cette douleur est plus généralisée, elle peut simuler une hémicranie, et en imposer d'autant plus qu'elle s'accom pagne de photophobie, d'écoulement des larmes et de troubles voso-moteurs.

L'œil lui-même, n'est pas exempt de ces douleurs et certains malades disent qu'il leur semble qu'on le leur arrache.

A ce propos, on trouve dans Topinard les lignes suivantes :

« Je les ai rencontrées dans la *tête*, dans les *mâchoires*,
« les *cavités orbitaires*, le *conduit auditif interne*, le
« canal de l'urèthre, la partie profonde du bassin.
« Aux globes oculaires, elles donnent lieu par l'intermé-
« diaire des vaisseaux capillaires à des phénomènes
« congestifs identiques à ceux qui accompagnent les
« névralgies trifaciales : Injection de la conjonctive,
« larmoiement, chaleur, dilatation de la pupille, etc. »

D'un autre côté, M. Carre, dans son excellente monographie, cite expressément les douleurs fulgurantes *péri-orbitaires*.

Les observations suivantes que nous empruntons à Teissier de Lyon ou à la clinique de notre maître, M. Charcot, en sont des exemples.

Obs. I (extrait) ....
« A la fin de la campagne elle s'aperçut déjà de quelques
« troubles dans sa santé qui avait été excellente jusque-là,
« elle était devenue sujette aux *maux de tête*, aux bourdonne-
« ments d'oreilles ; elle avait des étourdissements fréquents
« des cardialgies, quelques *douleurs fugaces autour de l'orbite.*
« A ce moment apparurent divers troubles du côté de la
« vision, la vue était très-imparfaite en plein jour, surtout
« au soleil ou à une vive lumière; à la lumière diffuse elle

« distinguait plus facilement les objets. La malade n'a pas eu
« de diplopie, pas de strabisme non plus, mais il lui arrivait
« fréquemment de croire que les personnes qui venaient à sa
« rencontre marchaient à reculons. Il lui est arrivé plusieurs
« fois, en conduisant la voiture de la cantine, de croire que
« l'équipage reculait au lieu d'avancer, elle voyait des flammes,
« des éclairs et des corps lumineux de tout genre. »

Obs. II (*personnelle*). M. X..., loueur de voitures, âgé de
30 ans, homme bien constitué, ayant eu la syphilis vient consulter M. Charcot. En 1870, douleurs fulgurantes dans les
membres, affaiblissement de la vue; il avait de la peine à fixer
les objets. Pas de diplopie.

Bientôt après, il éprouva au sommet de la tête et *de chaque
côté du front, des douleurs aiguës, rapides, exactement comparables
à celles qu'il ressentait dans les membres.* Il éprouve aussi des
douleurs *orbitaires* tellement intenses qu'il lui semble *qu'on lui
arrache les yeux.* La vue s'affaiblit de plus en plus, de temps
en temps le malade voyait *des lumières* et des *étincelles.*

En 1874. Vue faible, presque nulle, atrophie blanche des
deux papilles.

Incoordination des membres.

Douleurs fulgurantes dans les membres, celles de la face
ont disparu.

Léger degré d'incontinence d'urine.

Obs. III (*personnelle*). M. X., propriétaire, vient consulter
M. Charcot le 9 décembre 1875.

Il a toujours été très-nerveux, impressionnable, sujet aux
éruptions herpétiques, particulièrement sur le prépuce. Il ne
paraît pas avoir eu la vérole, mais seulement des uréthrites.

Son appétit a toujours été bizarre et capricieux. Tantôt il
pouvait manger beaucoup ; tantôt, au contraire, son estomac
se montrait rebelle à toute alimentation.

Déjà, depuis six ou sept ans, il est devenu insensible aux
excitations génésiques. Les désirs le prenaient parfois, mais
en face de la femme l'impuissance survenait. Quelquefois,
après le coït, il ressentait dans l'urèthre et dans le rectum
une douleur extrêmement vive, qui ne cessait qu'après l'emploi de bains prolongés. Un jour il lui arriva de ne pas sentir
du tout son pénis, alors même qu'il pratiquait l'acte du coït.

Il attribue sa maladie à un accident qui lui arriva il y a quinze ans. Pêchant un jour, il tomba dans un trou plein d'eau et contracta *sur-le-champ* une *sciatique* du côté droit. Cette douleur lui dura pendant longtemps, et se montrait depuis, à d'assez longs intervalles, sous forme de crises.

Depuis quelque temps ces douleurs ont disparu à mesure, dit le malade, que se développait l'insensibilité de la jambe droite. Cette dernière n'a jamais subi d'amaigrissement apparent.

M. X. n'a jamais eu d'autres douleurs fulgurantes vraies, mais seulement et de temps à autre, surtout sous l'influence du froid, il ressent dans diverses parties du corps de petits élancements, non douloureux, mais brefs, rapides et locaux.

D'autres fois il ressent des crampes et quelques fourmillements dans les membres.

Il remarqua, en outre, qu'il avait quelquefois de la peine à marcher; ses jambes se heurtaient l'une contre l'autre, souvent sans qu'il en ressentît la moindre douleur. La station debout était également difficile, et même, le matin, en se levant, M. X. était obligé de se soutenir sur sa toilette pour ne pas tomber.

Jamais il n'a vu double, mais sa vue s'est affaiblie beaucoup depuis un certain temps. Cet affaiblissement de la vue, plus marqué du côté droit, aurait été combattu avec efficacité par l'emploi de verres périscopiques.

Depuis quelque temps les fonctions intestinales se font mal. Le sphincter se contracte trop ou bien il y a paresse de l'intestin, car les efforts les plus grands sont incapables d'expulser les matières. Le malade est même souvent obligé d'introduire son doigt dans le rectum pour extraire les matières. Il n'y a pas positivement d'incontinence ou de rétention, mais les urines sortent en divergeant, comme s'il y avait un rétrécissement. Cependant le cathétérisme se fait très-facilement.

État actuel.

Sensibilité. Douleurs constrictives autour des articulations des genoux. Douleurs fulgurantes frustes. *De temps en temps douleurs du côté droit de la face, sans caractère fulgurant.*

Anésthésie douloureuse de la peau des deux jambes. Le pincement devient une brûlure, mais la perception est légèrement retardée. Le simple contact est perçu, le frôlement aussi. Les deux pointes de l'œsthésiomètre ne sont jamais

perçues, à moins qu'on ne les applique l'une après l'autre.
Sensation de coton sous la plante des pieds. Le froid est dis-
tingué du chaud.

Station **difficile**. Pendant la marche le talon porte un peu
plus violemment du côté droit. Les urines examinées ne contiennent ni sucre ni albumine. Elles sont claires, sans dépôt.

Pupilles égales, pas de strabisme.

Pas de douleur en ceinture.

Les membres supérieurs paraissent indemnes.

Obs. IV (*personnelle*). — *Début par des douleurs fulgurantes dans les membres, six mois plus tard, douleurs fulgurantes dans le cou, la tête, l'œil droit. Anésthésie de la face. Anésthésie de la surface cutanée.*

Rousseau Reinette entre dans le service de **M. Charcot** à la Salpêtrière, salle Saint-Alexandre, n° 18, le 21 septembre 1874.

Ordinairement bien réglée, pas d'antécédents rhumatismaux ou syphilitiques, pas de maladies nerveuses dans la famille.

A travaillé autrefois dans une usine où l'on maniait du plomb et a éprouvé divers symptômes d'intoxication saturnine, coliques, liséré gingival, engourdissement de la main gauche.

Il y a seize ans, étant enceinte, elle fut prise de faiblesses et d'engourdissements dans les membres inférieurs. Entrée à Cochin, elle accoucha à huit mois et fut traitée pendant deux ans et demi à l'aide des pointes de feu, son état ne s'améliorant pas, elle fut admise à la Salpêtrière en 1861.

En novembre 1868 elle entra pour la première fois à l'infir-
merie pour des douleurs fulgurantes accompagnées de crises gastriques. Les douleurs siégeaient dans les jambes, les bras, le cou, *la tête* et surtout *dans l'œil droit*.

En 1874 (État actuel).

La malade marche difficilement et jette les pieds à droite et à gauche, les membres inférieurs sont amaigris. Assez souvent ils sont agités de trémulations spontanées.

La notion de position est perdue, la malade perd ses jambes dans son lit.

Quand on chatouille la plante du pied on ne détermine pas de mouvement réflexe.

Sensibilité affaiblie à droite, presque abolie à gauche dans tous ses modes.

Aux membres supérieurs, maladresse, incoordination motrice, sensibilité affaiblie à droite, presque abolie à gauche.

A la face, anésthésie des joues surtout à gauche, dans la bouche et sur la langue, le goût est aboli de ce côté, la luette est déviée à droite et la titillation du pharynx ne produit pas d'efforts de vomissements.

Violents maux de tête.

Contraction des deux pupilles.

Ouïe normale.

Sensations de vertige.

Cœur et poumons sains, digestion difficile.

Crises gastriques.

Obs. V (*personnelle*). M. X., quarante-sept ans, vient consulter M. Charcot, le 17 novembre 1875.

Il paraît qu'il a hérité de ses parents d'une complexion nerveuse très-accentuée.

Sa mère est morte à cinquante-deux ans d'une hémiplégie. Son grand-père maternel était mort aussi d'accidents cérébraux accompagnés d'hémiplégie.

Une de ses sœurs est morte, peut-être de phthisie pulmomonaire.

A quinze ans, il eut une fièvre cérébrale qui fut accompagnée d'un délire intense. La guérison fut complète, et le malade ne conserva qu'une irritabilité très-grande.

Plus tard, il souffrit de violentes migraines, accompagnées de névralgies du nerf sus-orbitaire, avec points douloureux, photophobie, vomissements, etc.

Il y a dix-sept ans, 1858, il contracta un chancre induré, qui fut suivi de l'apparition de plaques muqueuses à l'anus et de perte de cheveux. Traitement insuffisant.

En 1869, apparut une sciatique très-rebelle, qui s'accompagnait de secousses musculaires dans les muscles des jambes. Cet état était très-nettement amendé par la marche. Il se montra aussi un peu de diplopie sans strabisme. Un traitement fondé sur l'emploi de la teinture d'aconit amena une amélioration manifeste.

La guérison paraissait complète, quand, en 1870, apparut de nouveau une très-légère diplopie. Elle céda bien vite.

Mais dans le courant des années 1872, 1873, des douleurs se montrèrent partout, douleurs vives, rapides, fulgurantes, qui, suivant l'impression du malade, partaient du centre des membres pour venir crever à la surface de la peau, comme une bulle d'air à la surface de l'eau. Elles se concentraient tantôt sur les membres supérieurs ou inférieurs, *tantôt au coin de l'orbite à droite ou à gauche*. Souvent elles se traduisaient par une sensation de constriction à la base du thorax. Il existait aussi des douleurs fixes qui siégeaient en un point quelconque des membres et s'accompagnaient alors de secousses musculaires qui étaient au nombre de six ou sept, etc. Il remarqua, en outre, que les points douloureux fixes pouvaient remplacer les douleurs fulgurantes. Du côté des organes génitaux il ne remarqua rien de bien saillant, si ce n'est qu'un jour, pendant l'acte du coït, il perdit complétement la sensation de sa verge; l'érection ne cessa point et l'éjaculation eut lieu, mais il n'éprouva aucune sensation voluptueuse.

Le médecin consulté ne tint aucun compte de ce symptôme important.

En janvier 1873, étant à cheval, il sentit la tête lui tourner; il put cependant arriver tant bien que mal jusque chez lui, mais en descendant de cheval, il fut pris tout à coup d'une hémiplégie du côté gauche. Le mouvement et la sensibilité furent intéressés au même degré; il y eut, en outre, un peu d'embarras de la parole.

Dans le même moment se manifestèrent des douleurs vives dans l'oreille.

Plus tard ces douleurs qui avaient le type fulgurant se renouvelèrent dans l'oreille, la gorge et même le globe de l'œil, ou tout au moins sur le fond de la cavité orbitaire. Le malade décrit trèsbien ces douleurs et dit qu'elles lui semblaient partir d'un même point qu'il localise dans la fente sphéno-maxillaire. Sous l'influence de l'hydrothérapie, les accidents s'amendent trèsvite, et bientôt le malade peut remonter à cheval et se livrer aux exercices du corps qu'il affectionne.

Mais, plus tard, dans le courant de 1874, il fut repris d'accidents douloureux, hémiplégiques, de diplopie, et remarqua qu'il éprouvait de la peine à se tenir debout. L'emploi de bromure de potassium amena des accidents d'intoxication trèsgraves.

Un traitement fait au Val de Grâce où il vint alors, et dans lequel entraient des pointes de feu, fit, paraît-il, plus de mal

que de bien, et le malade se décida à venir voir M. Charcot.
Celui-ci conseilla l'hyoscyamine et le seigle ergoté, mais ce
médicament, après avoir produit quelque amélioration, ne put
être supporté.

État actuel.

Homme brun, robuste.

Marche difficile; il traîne un peu la jambe gauche et se
heurte volontiers aux angles des meubles.

Il y a une différence de moitié environ entre la puissance
musculaire à droite et à gauche.

Droite, 50.

Gauche, 20.

La sensibilité, surtout, est altérée dans tout le côté gauche.
Le caractère principal est une hypérésthésie extrême. Les im-
pressions sont tellement intenses qu'elles deviennent douloureuses. Il ne s'agit pas là cependant d'une anésthésie douloureuse, car le malade distingue nettement le froid du chaud, le
frôlement du pincement, etc.

L'ouïe qui a été dure à une certaine époque n'est pas altérée.

Il y a un peu de photophobie dans l'œil gauche. En outre, paralysie complète de tous les muscles oculaires, un peu de
dilatation de la pupille et un peu de chute de la paupière. Il
paraît que ce dernier accident est tout récent et tend d'ailleurs à diminuer.

Les douleurs fulgurantes existent toujours, mais plus spécialement du côté gauche.

Il n'y a pas, à proprement parler, d'incoordination des membres supérieurs, mais en raison des troubles de la sensibilité,
le malade laisserait tomber les objets qu'il tient, s'il ne les
regardait constamment. Il lui est impossible de calculer la
force musculaire à développer; ainsi casse-t-il un œuf, quand
il le tient dans sa main gauche.

Rien au cœur.

Digestions bonnes.

Moral peu affecté. Il y a cependant, et à un degré peut-
être plus accentué que dans la jeunesse, une grande irritabilité morale.

Cette dernière observation est d'un très-grand intérêt.

Outre qu'elle démontre l'existence de douleurs fulgurantes dans l'œil, l'oreille, la face, elle fait voir que l'on peut observer chez les ataxiques au début, des hémiplégies portant à la fois sur la motilité et la sensibilité.

Nous pourrions multiplier encore les observations, mais nous pensons que c'en est assez, et nous trouvons dans l'observation précédente une transition qui tout naturellement nous conduit à parler des anésthésies.

Ces paralysies de la cinquième paire ont été signalées par la plupart des auteurs : M. Duchenne dit avoir vu deux fois la paralysie de la cinquième paire coexistant avec la paralysie de la troisième. Dans un des cas, ces deux paralysies existaient du même côté, dans l'autre la paralysie de la cinquième paire était double et la paralysie de la troisième paire existait à gauche.

D'un autre côté suivant Carre : la peau de la face présente des altérations de la sensibilité (Obs. XXXII, XXXIII) les muqueuses peuvent être envahies.

« Signalée par M. le professeur Trousseau, cette anésthésie occupe le plus souvent les fosses nasales. Là elle produit le nasonnement(?) (Obs. XXIX de Carre) et des troubles de la mastication si par suite de l'insensibilité de la muqueuse buccale ou linguale les aliments ne sont pas convenablement ramassés dans la bouche. »

L'anésthésie peut s'étendre au pharynx et produire la dysphagie. L'anésthésie de la muqueuse oculaire n'est pas un fait rare. M. Trousseau a noté l'anésthésie des dents. On voit en outre dans l'observation XXXVII de

Topinard que : « La sensibilité aux divers excitants
« est diminuée sur le côté gauche de la face. »

Ces paralysies du sentiment peuvent coïncider non-
seulement avec des paralysies des nerfs moteurs de l'œil,
mais aussi avec des paralysies du nerf facial. Dans l'observation LXXII de Topinard on voit « un soldat syphilitique
« atteint de myélite ataxique, être pris d'une hémiplégie
« faciale portant sur la sensibilité et sur la mobilité. Il y
« avait ouverture permanente des paupières à gauche et
« épiphora. »

Dans l'observation suivante, que nous empruntons à la
thèse d'Edwards (Obs. VIII) la paralysie du Trijumeau
était très-manifeste.

Obs. VI. Millet (Jeanne), 57 ans, service de M. Charcot,
22 septembre 1862.

Il y a sept ans, fourmillements dans les membres, puis
difficulté dans la marche, tremblement dans la position verticale
plus prononcée quand la malade ferme les yeux. Ataxie. Con-
servation de la force musculaire, diminution du tact à la cuisse.
Elle reparaît depuis le genou jusqu'à l'extrémité du pied. La
notion de position des membres est perdue, absence complète
de tout mouvement reflexe à la suite du chatouillement de la
plante du pied, mouvements spasmodiques aux jambes, soit
dans la journée soit quand elle s'endort. Anésthésie du rectum
difficulté dans la miction.

La sensibilité est obtuse aux mains, on constate même qu'au
niveau de *l'orbiculaire des lèvres, du nez, des joues,* il y a un
véritable masque insensible. Diplopie, paralysie du droit externe.
Traitement et amélioration par le nitrate d'argent.

Cette observation est très-remarquable, en ce sens
qu'elle montre chez une ataxique la paralysie du Trijumeau coïncidant avec l'anésthésie imputable à la pa-

ralysie des nerfs de sensibilité générale des membres et du tronc.

L'observation suivante n'est pas moins intéressante.

OBS. VII (*personnelle*). Vachin, marchand de vins, âgé de 38 ans, vient consulter M. Charcot en novembre 1874.

Mère en très-bonne santé, père épileptique mort à 71 ans, frères et sœurs bien portants. A 25 ans, chaudepisse, puis bouton à la verge soigné par Ricord. Pas d'accidents secondaires.

Habitudes alcooliques.

Début en 1870 par des maux de tête, accompagnés d'hypérésthésie du cuir chevelu et de la peau du front.

Peu après, *paralysie de la sensibilité de la face du côté gauche,* légère paralysie des muscles de l'œil, diplopie, flammes, vertiges oculaires, épiphora à gauche, déglutition difficile, hypérésthésie du voile du palais, hypersécrétion salivaire.

En 1873, chute de la paupière supérieure gauche. Dans l'intervalle, il ressentit dans les membres des douleurs rapides, se montrant comme des éclairs en différentes parties du corps et laissant sur la peau des plaques endolories.

Affaiblissement de la vue.

En 1874, homme d'apparence vigoureuse, digestions bonnes, intelligence nette, sommeil troublé par des crampes et des soubresauts dans les jambes, douleurs fulgurantes.

Incoordination motrice peu accentuée des membres inférieurs, douleurs fulgurantes par crises nocturnes, station incertaine.

Aux membres supérieurs à gauche, engourdissement de l'extrémité des doigts. Les mouvements de ce membre ne sont pas à proprement parler incoordonnés, mais moins précis que ceux du membre opposé.

A la face, les douleurs ont disparu, mais il reste autour de l'œil gauche, *une plaque d'anésthésie qui occupe la paupière, la conjonctive, la face externe du nez et la partie supérieure de la joue.*

Pas de strabisme. Atrophie des deux papilles (Galesowski).

Le goût est conservé mais la luette est déviée à droite quand on fait dire ah! au malade.

Ouïe conservée.

Odorat normal.

Cette observation nous fournit à la fois un exemple d'anésthésie et d'hypérésthésie de la face. En même temps, la paralysie de la luette, nous indique une altération fonctionelle du nerf glosso-pharyngien (muscle azygos de la luette). C'est là un exemple de paralysie partielle comme on en observe si souvent, soit au début, soit dans le cours de la sclérose des cordons postérieurs. Ceci nous amène à parler des phénomènes dépendant de la motilité, ce qui constitue la deuxième partie de notre travail.

SECTION B.

DES SYMPTOMES ENGENDRÉS PAR LES NERFS MOTEURS DU GROUPE TRIJUMEAU CHEZ LES ATAXIQUES.

1° — *Phénomènes paralytiques.*

Parler des phénomènes paralytiques que l'on observe chez les ataxiques, c'est attirer l'attention sur les symptômes oculaires que l'on rencontre si souvent dans le cours ou au début de cette maladie. Si l'on a bien compris l'idée générale qui nous guide dans ce travail, on saisira facilement pourquoi nous parlerons, non-seulement des paralysies des nerfs moteurs de l'œil, mais aussi de celles qui dépendent des *nerfs faciaux,* et *masticateurs.* Mais avant de commencer, nous voudrions faire voir que ces paralysies, ou plutôt ces pseudo-paralysies, ne se voient pas seulement dans le domaine des nerfs crâniens.

Les paralysies transitoires, se voient parfaitement dans

les membres, tantôt c'est une jambe qui est devenue paresseuse, tantôt ce sont les deux derniers doigts de la main qui n'obéissent que paresseusement à la volonté. Une hémiplégie subite peut marquer le début de la maladie. (Obs. VI). Friedreich a noté la paralysie des adducteurs de la cuisse. Carre dans son observation XXX note la paralysie des muscles sacro-lombaires. Dans notre observation V on voit une paralysie du muscle Azygos de la luette. Trousseau a signalé la paralysie transitoire de la langue, comme un phénomène fréquent du début de l'affection. Tous les muscles moteurs de l'œil peuvent être affectés. Concluons donc, que dans le cours de l'ataxie, tous les muscles peuvent être le siége de paralysies, dont le caractère est d'être transitoires et peu accentuées. Aussi sommes-nous pleinement de l'avis de M. Carre, lorsqu'il dit : « Je crois que l'avenir agrandira le champ « de ces paralysies partielles qui pourraient bien jouer « un rôle dans la production de l'ataxie locomotrice. »

Nous ne voudrions pas reprendre dès à présent, la discussion des causes de l'ataxie du mouvement qui paraît fermée depuis les travaux de Duchenne de Boulogne, mais nous ne saurions nous empêcher de faire remarquer combien l'état d'intégrité du système centripète, est nécessaire à la bonne exécution des mouvements de la vie de relation, et aussi combien sont étroits les rapports entre les racines postérieures spinales ou bulbaires (Trijumeau) et les racines motrices correspondantes. (Racines antérieures ou nerfs crâniens.)

Les expériences de Harless Cyon, etc., démontrent que

si l'on coupe les racines postérieures, les muscles innervés par la racine antérieure correspondante perdent beaucoup de leur irritabilité. D'un autre côté l'existence des
paralysies réflexes si bien indiquées par Brown-Séquard
fait voir qu'une irritation centripète, laquelle peut siéger
en *dehors* ou *sur le nerf* sensible lui-même peut agir
sur les éléments moteurs de la moelle et déterminer une
paralysie.

Les exemples en sont nombreux. Signalée par Stanley,
Reyer, Stokes, Leudet, cette paralysie a été vue dans ces
derniers temps par MM. Weir-Mitchell, Morehouse, Keen,
etc. En ce qui concerne spécialement le Trijumeau, elles
viennent fréquemment compliquer les névralgies de la
face, accompagnées ou non de zona. Dans ces cas, c'est
surtout le nerf moteur oculaire commun qui est frappé
exactement comme dans l'ataxie locomotrice. Ces paralysies oculaires suites de zona ophtalmique, peuvent
persister après l'éruption, ou disparaître avec elle, ou
reparaître à l'occasion de névralgies précoces ou tardives.
Ces paralysies, dit M. Hybord, « doivent être rapprochées
« des faits de Duncan qui observa chez deux vieilles
« femmes atteintes d'herpès dorso-pectoral, une hémi-
« plégie tout à fait transitoire du côté correspondant; »
du fait de Greenoogh rapportant que : « Dans le cours d'un
zona cervical, une paralysie faciale survint qui disparut
assez rapidement après l'éruption.

Enfin dans le cours d'une affection encore peu connue,
la *Trophonévrose* faciale, ne voit-on pas survenir en
même temps que les troubles trophiques, des troubles

paralytiques des muscles des régions innervées par le Trijumeau. Nous croyons en effet, avec Stilling, que dans cette affection singulière c'est le nerf Trijumeau qui est en cause. Ce dernier nerf ayant, pensons-nous, une action trophique considérable sur la face, ainsi que le démontrent les expériences de Magendie, celles de Samuel et de Meissner.

Or, nous croyons l'avoir démontré, la cause première de l'ataxie locomotrice paraît être une irritation siégeant primitivement dans les fibres sensitives des centres nerveux. Les fibres du Trijumeau font à coup sûr partie de ces régions; aussi ne sommes-nous pas étonnés de voir apparaître des paralysies d'origine sensitive dans le domaine des nerfs moteurs du groupe Trijumeau chez les malades atteints de tabes.

D'ailleurs quelle que soit la pathogénie de ces accidents, on ne saurait nier qu'ils possèdent des caractères propres et ont au point de vue du diagnostic une importance capitale ainsi que Duchenne l'a bien fait voir. Mais ce dernier auteur n'a peut-être pas insisté suffisamment sur ce fait que ces accidents qualifiés de paralysie, méritent à peine le nom de parésie. Nous avons observé dans le service de M. le professeur Vulpian, à la Pitié, un malade qui nous paraît très-intéressant à cet égard.

C'est un jeune homme de vingt-huit ans, syphilitique, et atteint d'une sclérose des cordons postérieurs très-caractérisée, avec douleurs fulgurantes, crises gastriques, troubles de la vue, et aussi douleurs fulgurantes dans le domaine du nerf ophtalmique de Willis. En outre il offre à l'œil gauche tous les signes de la paralysie du nerf moteur oculaire commun, à savoir : dilatation de la pupille, strabisme externe, chute de la paupière supérieure. Voilà ce que l'on constate tout d'abord, mais si l'on fait un examen plus approfondi, on constate ce fait intéressant, que le malade cesse d'être strabique dès qu'il regarde avec l'œil gauche seulement. Alors aussi on le voit mouvoir cet œil primitivement dévié dans tous les sens, aussi bien en haut qu'en dedans et en bas. Enfin la paupière supérieure se relève alors parfaitement bien. En outre on constate alors si l'on examine ce que devient l'œil droit, que la synergie musculaire est détruite et que le malade oublie son œil droit dans diverses positions qui n'ont aucun rapport avec les mouvements de convergence.

En ce qui regarde les paralysies des muscles oculaires, ce ne sont donc que des phénomènes tout à fait relatifs, et qui dans les *membres passeraient probablement inaperçus* (1). Ils sont d'ailleurs passagers et susceptibles de disparaître du jour au lendemain. Si donc, pour étudier la physiologie pathologique de l'ataxie locomotrice, on se basait sur l'étude des phénomènes oculaires, on pourrait arriver, comme de Græfe le faisait paraît-il dans ses cliniques à une conception de l'incoordination motrice dans

---

(1) Ces déviations paralytiques d'abord transitoires deviennent souvent définitives, mais dans ce cas il se produit des altérations graves des muscles oculaires, et souvent même une atrophie des nerfs moteurs oculaires. C'est là une complication dont le mécanisme est selon nous comparable à celui qui régit les atrophies musculaires localisées que l'on rencontre dans les membres chez certains ataxiques.

laquelle des paralysies partielles et transitoires joueraient le principal rôle. On ne saurait nier, qu'à cet égard, les muscles des yeux ne constituent des réactifs bien plus sensibles que les muscles des membres.

En terminant cette discussion que nous nous réservons d'approfondir plus tard, nous croyons inutile d'expliquer pourquoi nous n'avons pas fourni d'observations de parésies oculaires partielles. Il nous semble inutile de le faire, car il est bien peu de médecins qui n'aient eu l'occasion d'observer ces accidents.

2°. — *Incoordination motrice des muscles animés par les racines motrices du groupe Trijumeau.*

Dans ses nouvelles recherches cliniques et anatomiques sur l'ataxie locomotrice progressive, M. le docteur Bourdon s'exprime ainsi : « quelques observations semblent démontrer que les muscles de la face, de la langue, du voile du palais, et même du larynx peuvent présenter des troubles de la coordination analogues à ceux que nous venons de décrire. M. Landry et Duchenne de Boulogne n'ont pas eu sans doute l'occasion de les observer car ils n'en parlent pas dans leurs traités. C'est du côté de la face surtout que s'observe le phénomène le plus frappant. Lorsque le sujet ne parle pas, rien ne paraît, mais dès qu'il parle ou que son visage exprime une émotion, à l'instant ses traits se tirent dans tous les sens et grimacent de la manière la plus désagréable. »

L'observation suivante est une de celles auxquelles M. Bourdon fait allusion.

Obs. VIII. — La nommée Grayer, âgée de 54 ans, entrée à la Salpêtrière en 1825. Au début, en 1818, engourdissement dans les pieds et dans les jambes, éclairs de douleurs très-vives séparées par de longs intervalles. La malade pouvait encore marcher mais sa marche était incertaine ; elle s'en allait de çà et de là, tombait souvent dans la rue. Dans le principe, elle avait le libre exercice des membres supérieurs ; ils s'engourdirent à leur tour.

Examen à l'entrée. Les membres inférieurs sont complétement atrophiés ; lorsqu'ils ne sont pas contenus par les couvertures, ils présentent les mouvements les plus irréguliers et les plus violents, les mêmes contractions spasmodiques involontaires se manifestent lorsqu'on dit à la malade de remuer volontairement les jambes. Les membres supérieurs obéissent mieux à l'empire de la volonté que les inférieurs, cependant depuis longtemps on est obligé d'introduire dans la bouche de la malade son potage et ses boissons. La *conversation fatigue beaucoup, la parole étant promptement entrecoupée, affaiblie, accompagnée de grimaces d'autant plus prononcées que la malade fait plus d'efforts pour maîtriser ses mouvements.* Les muscles de la *déglutition* et de la *respiration* sont entrepris comme ceux de la face et du *larynx.* Les mouvements respiratoires sont faibles, entrecoupés, saccadés.

La sensibilité est très-obtuse, la malade a une sensation faible des corps volumineux, elle ne sent nullement les corps ténus et pour les saisir ou les maintenir entre les doigts, elle est obligée d'avoir recours à la vue. La veille de la mort elle est tombée dans l'assoupissement ; jusque-là, l'intelligence était restée saine.

Autopsie. La moelle était atrophiée et présentait à peu près les deux tiers de son volume ordinaire. Les cordons médians postérieurs étaient transformés en une bande d'un gris jaunâtre et indurée qui occupe toute la longueur de la moelle ; supérieurement les cordons transformés *s'enfoncent dans l'épaisseur des corps restiformes, se prolongent et cessent au niveau du cervelet.* Les cordons antérieurs et latéraux sont parfaitement sains. Les racines postérieures sont tout à fait atrophiées ;

elles sont transparentes, filiformes, et contrastent avec les racines antérieures qui ont conservé leur volume et leur aspect naturel.

(Cruveilhier, *Anal. Pathol.* 32e liv. p. 19).

Cette observation nous semble tout à fait remarquable tant au point de vue anatomique que clinique. On y voit la scléroseremonterdans l'épaisseurdes corps restiformesjusqu'au cervelet. Or, si l'on se reporte, à ce que nous avons dit du noyau du Trijumeau, on le voit contenu dans l'épaisseur du corps restiforme remonter jusqu'au voisinage du cervelet. Il est donc évident, que dans ce cas il existait une sclérose entourant et comprenant le noyau et les racines du Trijumeau. A cause de cette lésion et par un mécanisme tout à fait identique à celui qui régit l'apparition de l'incoordination motrice dans les muscles des membres, on voyait, chez le malade de Cruveilhier, les musclesdelafaceatteintsd'incoordination.L'explicationde ce fait est facile, car, ainsi qu'on l'a vu dans notre préambule, les nerfs faciaux font partie du groupe Trijumeau.

Une lacune existe dans cette remarquable observation. C'est l'état de la sensibilité de la face, et aussi l'état anatomique du nerf Trijumeau. C'est là qu'il fallait chercher, non dans les nerfs purement moteurs. Ces derniers ne peuvent être malades que lorsqu'il y a complication, et se comportent en cela comme des racines antérieures de la moelle épinière vis-à-vis des racines postérieures correspondantes lorsqu'il survient une de ces atrophies musculaires aiguës, ou lentes dont nous avons indiqué le mécanisme.

Si les muscles faciaux peuvent être atteints il en est de

même des muscles de la langue et du larynx comme on le voit par la même observation. Les muscles masticateurs peuvent être pris également.

Obs. IX. — Thiébaut (Simon), âgé de 41 ans, entre dans le service de M. le professeur Vulpian, salle St-Raphël, lit n° 14, le 27 juillet 1872.

Pas d'antécédents syphilitiques ou scrofuleux, père goutteux, mère nerveuse, sœur hystérique. Pas d'alcoolisme.

Le début paraît marqué en janvier 1870 par une douleur en ceinture et l'affaiblissement des membres inférieurs. Un peu plus tard survinrent des douleurs fulgurantes en même temps que l'œil droit s'affaiblissait considérablement. Vers la fin de novembre 1872, la face *commença à grimacer* en même temps que la branche interne *du nerf pulpébral devenait extrêmement douloureuse*.

En même temps élancements, douleurs fulgurantes dans les membres supérieurs et inférieurs. Peu de temps après se montra une névralgie frontale très-rebelle et très-douloureuse qui parut s'accompagner d'un certain *degré de paralysie des muscles* sourci-liers et qui dans les intervalles de ses apparitions laissait à la racine du nez un point d'hypérésthésie très-étendu.

C'est aussi vers la même époque que le malade a ressenti dans l'oreille gauche des *bourdonnements* et des *sifflements souvent très-pénibles*. Peu après *l'ouïe de ce côté s'est affaiblie*.

L'état actuel à l'entrée donne les résultats suivants :

Membres supérieurs. Douleurs fulgurantes, incoordination motrice légère. Pas d'anésthésie.

Membres inférieurs. Douleurs, crampes, incoordination très-accentuée. Sensibilité un peu obtuse, hypérésthésie, mouvements réflexes exagérés.

Atrophie de la papille, spasmes laryngiens, douleur sus-orbitaire des deux côtés, mâchonnement presque continuel. Il est obligé *d'avaler petit à petit* et *en s'étudiant, sans quoi il avale de travers*.

La parole est un peu embarrassée, l'articulation n'est pas franche, lorsque l'on dit au malade de tirer la langue, il se produit des mouvements incoordonnés, çà et là, dans les muscles de la face, qui produisent une distorsion momentanée de la bouche. La langue est tremblante.

État actuel en juin 1875.

Le malade ne peut se servir de ses jambes, il fléchit dès qu'on cherche à le dresser. Incoordination très-accentuée, Paralysie de tous les muscles moteurs de l'œil, mâchonnement continuel. Les muscles des lèvres sensiblement paralysés laissent écouler la salive par les commissures ; quand le malade veut manger, il déclare que ses mâchoires sont faibles et maladroites, que dans l'acte de la mastication les dents ne se rencontrent pas et qu'il a de la peine à saisir entre ses dents un objet placé dans la bouche. Grimaces, hésitation de la langue.

Douleurs au dessus de la racine du nez, la peau de la face à cet endroit est le siége d'hypérésthésie.

Sifflements et bourdonnements dans les oreilles.

Cette observation démontre d'une manière irréfutable que les muscles masticateurs (*innervés par la branche dite motrice du Trijumeau*) peuvent être atteints d'incoordination motrice et de parésie en même temps que la racine sensitive réagit comme le ferait une racine postérieure en produisant des névralgies et des douleurs fulgurantes.

L'observation suivante mérite d'être placée à côté de la précédente.

Obs. X (*personnelle*). — M. Eugène A., ancien négociant, vient consulter M. Charcot, le 12 décembre 1875.

Il n'a jamais observé dans sa famille de symptômes de maladie nerveuse. Son père est mort d'une affection fébrile. Il a un frère qui est un peu malade et tousse de temps à autre.

Dans son enfance, il n'a pas fait de maladies, sauf une fièvre typhoïde à vingt ans. Il y a quinze ou seize ans, il a contracté un chancre unique qui a été bientôt suivi de l'apparition d'une roséole. Un traitement syphilitique fut institué et continué pendant deux mois. Depuis, le malade n'avait souffert d'aucun accident spécifique. M. A. avait des habitudes de sobriété et une vie réglée.

La maladie actuelle paraît avoir débuté il y a deux ans. La succession des accidents a été lente, mais, en somme, il paraîtrait que les principaux phénomènes que nous allons énumérer ont fait en même temps leur apparition.

Ce furent des douleurs fulgurantes dans toute la face, le front, les lèvres, le rectum, le cou, puis une paralysie du muscle releveur de la paupière supérieure et un affaiblissement considérable des membres inférieurs.

Il n'a jamais existé de diplopie, mais la vue, ou peut-être l'incoordination sont tellement difficiles de l'œil droit, que le malade est contraint de porter des lunettes avec un verre dépoli.

Un peu plus tard, survinrent des douleurs fulgurantes dans les jambes, avec troubles de la sensibilité, sensations de coton sous les pieds, engourdissements. Puis la marche et la station devinrent difficiles, le talon était violemment projeté sur le sol, les mains cependant continuèrent de pouvoir être utilisés pour l'écriture, etc.

Depuis six mois, les membres supérieurs sont un peu engourdis, mais la puissance musculaire n'est pas diminuée, suivant le malade, mais auparavant, il y a un an environ, s'étaient manifestés des symptômes du côté de la langue : une insensibilité à peu près complète de la muqueuse linguale et buccale. Le malade, dit-il, n'a plus de palais, les condiments ne produisent aucune sensation et le tabac peu d'impression. D'un autre côté, la langue est devenue maladroite et paresseuse; quand des aliments sont restés entre les joues et les gencives, la langue ne peut aller les chercher, bien qu'elle ait conservé la sensation du simple contact. Il n'a jamais existé de troubles de la déglutition.

Le malade n'a jamais éprouvé de douleurs fulgurantes dans la langue, mais seulement des soubresauts. En revanche, il éprouve déjà depuis plusieurs mois dans les dents des deux côtés, des douleurs fulgurantes qu'il caractérise très-nettement. La mastication est aussi devenue très-difficile, mais il n'est pas possible de savoir à quoi peut être due la paresse musculaire dont il se plaint. L'embarras des muscles phonateurs est assez manifeste quand le malade veut siffler. D'un autre côté, de temps à autre, la langue s'embarrasse, essaie successivement plusieurs mouvements incoordonnés et ne se remet à articuler qu'après un effort énergique.

L'ouïe est restée à peu près indemne ; il y a cependant un peu de surdité du côté gauche, et de temps à autre des bourdonnements d'oreilles.

État actuel.

Mobilité. Incoordination des membres inférieurs.

Peu de maladresse des membres supérieurs.

L'écriture est un peu tremblée.

A la face, les phénomènes sont tels qu'ils sont indiqués ci-dessus. Pas de strabisme apparent, un peu de paralysie du droit interne. Pas de diplopie. Pas de troubles pupillaires.

Sensibilité. Anésthésie et analgésie très-prononcées sur la face, à droite et à gauche ; lèvres, langue, oreille, etc. En même temps, hypérésthésie telle que le malade ne se rase pas volontiers.

Urine quelquefois la nuit malgré lui.

La sensibilité des fosses nasales est aussi altérée, et de plus le malade prétend qu'il sent toujours une mauvaise odeur.

Station difficile les yeux fermés.

Cette fois, c'est le nerf dentaire inférieur, qui était le siége des douleurs fulgurantes, en même temps il existait une anésthésie de la face, des lèvres, et surtout une complète abolition d'un sens spécial : le goût, qui on le sait est en partie sous la dépendance d'une branche du nerf Trijumeau (*Rameau Lingual*).

Il nous semble aussi nécessaire, à propos de cette observation, de faire remarquer l'anésthésie des fosses nasales déjà indiquée par M. Charcot, et aussi cette mauvaise odeur que ne justifiait aucune altération de la muqueuse nasale, et qui poursuivait le malade. Elle nous paraît devoir être attribuée à une lésion fonctionnelle du nerf olfactif et rangée à côté des phénomènes lumineux engendrés par le nerf optique, ou encore les bruits, sifflements, bourdonnements, roulements souvent

vertigineux qu'éprouvent certains ataxiques, et qui pourraient les faire prendre au premier abord pour des malades atteints de vertige *ab aure læsa.*

Un phénomène moteur observé par le malade et bien
constaté par nous, c'est l'impuissance motrice des muscles
masticateurs et phonateurs. Il n'y avait pas à la vérité
d'incoordination appréciable, mais seulement faiblesse
considérable pour tous les mouvements et sur tous les axes.

Cette parésie des masticateurs se retrouvait chez le
malade qui fait le sujet de l'observation suivante.

OBS. XI (*personnelle*).—M. D., 49 ans, vient consulter M. Charcot.
Son père est mort de congestion. Sa mère vit encore et jouit
d'une bonne santé.

Il a des frères et des sœurs bien portants.

Son enfance n'a été troublée par aucune maladie grave.

En 1848, il contracta un chancre dont il fut soigné par
M. Ricord.

C'était un homme rangé qui se maria de bonne heure et ne
se livra à aucun excès.

En 1866, il fut atteint de diplopie. Les images étaient super-
posées et parallèles. Il y avait, dit-il, du strabisme interne de
l'œil droit.

Rarement il souffrait de maux de tête et ne se plaignait d'aucune sorte ; lorsqu'il y a deux mois, il a été pris de névralgies dentaires extrêmement douloureuses et affectant le type
fulgurant.

État actuel : sensibilité.

Névralgies dentaires fulgurantes. Les dents sont parfaitement saines, il n'en manque pas une seule et l'on peut même
dire qu'elles sont très-belles.

Douleurs fulgurantes dans les bras, les jambes. La sensibilité est conservée.

Goût intact. Seulement le bout de la langue est extrêmement
sensible.

Ouïe. Bourdonnements et surdité passagère.

Les yeux sont un peu fatigués. Il n'y a plus trace de diplopie ni de strabisme.

Mobilité.

Pas d'incoordination des membres. La marche est assez facile.

Le petit doigt de la main droite est un peu paresseux, il obéit mal à la volonté et reste quelquefois en chemin.

Il existe une paresse très-nette des muscles masticateurs, à ce point que le malade ne peut rapprocher complétement ses dents incisives. Les molaires arrivent bien au contact, mais il ne peut en être de même pour la partie antérieure de la mâchoire.

Pas d'autre paralysie.

Appétit faible.

Sommeil agité.

Rien dans les urines.

Quelques palpitations.

Voilà donc encore un malade qui est bien ataxique; il a eu de la diplopie et du strabisme passagers, puis des douleurs fulgurantes dans les nerfs des membres, et enfin dans le nerf dentaire inférieur.

En tant que phénomènes moteurs, il n'existe qu'une paresse musculaire du petit doigt de la main droite, et des muscles masticateurs. Nulle trace de ce que l'on est convenu d'appeler l'incoordination motrice.

Il nous semble inutile de montrer à nouveau, combien l'état de ce malade démontre l'importance du rôle que joue le Trijumeau dans l'évolution de l'ataxie locomotrice.

Nous voudrions prendre la question à un point de vue plus général et rechercher en finissant cette thèse, quelle importance on doit accorder à ces paralysies partielles et temporaires que l'on observe, on le voit, si souvent dans le cours du *Tabes dorsalis*.

Il nous semble que l'importance de ces paralysies partielles a été tout à fait méconnue, et qu'il est nécessaire de rechercher avec soin si elles ne jouent pas le principal rôle dans le désordre des mouvements que l'on appelle incoordination sans savoir exactement s'il existe une fonction de coordination des mouvements.

Les paralysies partielles et temporaires sont tellement caractéristiques du *Tabes*, qu'en ce qui regarde les muscles des yeux et de la face, elles deviennent un signe diagnostique de la dernière importance.

Comment se fait-il qu'aucun auteur, à notre connaissance, n'ait remarqué ou plutôt fait remarquer, que le Tabes se traduit pour l'œil par des paralysies, et pour les membres par de l'incoordination. C'est, il nous semble, parce que ces phènomènes ne pouvaient s'expliquer par aucune des hypothèses admises sur l'essence de la maladie.

Pour nous, qui sommes dépourvu d'idée préconçue, il nous semble illogique de rester en face de ce problème sans chercher à l'éclaircir. N'y a-t-il pas contradiction formelle à admettre qu'une maladie qui serait due au dérangement d'un mécanisme coordinateur, se traduirait dans les membres par l'irrégularité du mouvement, et par des paralysies locales et souvent temporaires dans les yeux, ce système moteur si admirablement agencé.

Faudrait-il dire que les yeux dont les muscles ressemblent à tous les muscles, et qui sont des organes supérieurs, dont les mouvements ont besoin d'être géométriquement réglés et pondérés, tirent de cette supériorité même une sorte d'inviolabilité?

Ces priviléges ne sont pas dans la nature, et les lois

physiologiques ne s'accommodent point de pareilles immunités.

Tel est donc le problème. Dans le Tabes, les muscles des yeux, les plus réguliers de l'organisme, se paralysent tandis que les muscles des membres deviennent comme on dit incoordonnés. Pour nous, il nous semble que les muscles des yeux doivent rentrer dans la loi commune, et même qu'ils peuvent servir à étudier, et à interpréter les lois de l'ataxie du mouvement.

Si les paralysies locales étaient dans le cours de l'ataxie absolument rares dans les muscles des membres, on pourrait hésiter. Mais il suffit d'examiner avec soin des malades pour s'apercevoir que ces paralysies sont des plus fréquentes. Il faut avouer cependant qu'en raison de leur localisation et de leur caractère souvent passager, elles sont quelquefois difficiles à observer. Aussi n'est-il pas à notre sens de plus grande erreur que celle qui consiste à croire que l'ataxie du mouvement est indépendante de toute paralysie. C'est là une sorte de légende qui ne se soutient que par l'autorité des deux grands noms de Trousseau et de Duchenne de Boulogne.

Si ces paralysies, ou mieux ces parésies locales temporaires sont fréquentes, peut-on arriver à s'en servir pour expliquer les troubles du mouvement que l'on a jusqu'à présent rapporté soit à des notions inexactes apportées à l'encéphale par des nerfs sensitifs altérés, soit à la rupture d'une sorte d'équilibre préalable, dépendant lui-même du fonctionnement régulier de centres ganglionnaires inconnus.

Ainsi que l'expose M. le professeur Vulpian, dans son savant article sur la physiologie de la moelle épinière, ce qui reste debout de toutes les théories échaufaudées pour l'explication de la coordination des mouvements, c'est la loi de Duchenne de Boulogne sur le rôle des muscles antagonistes.

Or, il s'agit en somme dans tout mouvement musculaire de leviers ou de mobiles (os, yeux ou peau) mis en mouvement par des forces. Ces forces peuvent être réduites à deux, dont l'une produit le mouvement l'autre le modère; et sans chercher à savoir par quel mécanisme ce fait se produit, on peut affirmer que si le mouvement devient ir-régulier, exagéré, c'est que l'un des deux antagonistes agit trop ou trop peu. Si le muscle directeur agit trop, le muscle modérateur devient momentanément insuffisant à répri-mer son action, le mouvement s'exagère et devient trop brusque. C'est là un fait que tout le monde connaît. De même si le muscle directeur restant normal quant à sa contraction, trouve pour certains mouvements son anta-goniste momentanément affaibli, le mouvement du mobile s'exagère encore, et il survient une déviation dans le sens de l'action du muscle directeur, relativement trop puissant.

C'est ce qui arrive pour les muscles des yeux, dont les mouvements n'ont en somme pour but que d'amener la convergence des deux axes optiques sur le point fixé. Dans ces mouvements comme on le sait très-bien, les muscles oculaires agissent par paires qui se contractent synergiquement tandis que d'autres paires réagissent ou modèrent le mouvement.

Or, supposons que, comme cela se voit toujours au début de l'ataxie locomotrice, certains muscles d'un œil soient paralysés incomplétement, il en résultera ce fait, bien mis en lumière par De Græfe, que l'œil *sain* considéré à un moment suffisamment rapproché du début de l'affection deviendra incapable en apparence de modérer son action et décrira presque toujours des angles plus grands que ne le comporterait la distance du point à fixer. D'un autre côté l'œil malade, mu par des forces inégales, se déviera toujours brusquement dans le sens des muscles sains.

La convergence dans ce cas ne s'obtiendra qu'à l'aide d'un certain tâtonnement destiné à corriger la diplopie intercurrente. Cette recherche d'une image unique reste pour le malade une cause de grande gêne tant qu'il ne se sera pas accoutumé à ne se servir que d'un œil ou à ne point tenir compte des images produites par l'œil impotent. Mais le malade est seul juge de sa diplopie et il ne faut donc pas s'étonner si l'on n'observe jamais pour les yeux dans l'ataxie locomotrice, ces mouvements irréguliers que l'on observe dans les membres. Les conditions sont différentes, et l'on ne pourrait s'en rendre compte que si l'on pouvait donner aux axes optiques une forme et une consistance qui rendissent leurs mouvements aussi appréciables que celui des leviers osseux des membres. On les verrait alors se croiser et s'entrechoquer de la façon la plus incoordonnée! En dehors de toute tentative de mouvement mettant en jeu les paires malades, les mouvements peuvent être réguliers, comme ils le sont dans les membres pour les mouvements des muscles restés indemnes. Toutefois, ils ne sauraient l'être complétement, le moindre mouvement intentionnel nécessitant l'emploi d'un très-grand nombre de muscles.

On comprend d'autre part pourquoi des parésies des muscles oculaires se traduisent à l'état de repos par des strabismes. Cela tient à la mobilité extrême des globes oculaires qui sont, on le sait, souvent déviés alors que les muscles se contractent encore très-facilement.

Dans les membres il n'en est pas de même, et l'insuffisance d'un muscle assez volumineux est incapable de se traduire dans l'attitude par une déformation appréciable; mais dès qu'il est fait une tentative de mouvement dans lequel le muscle parétique est l'antagoniste d'un muscle sain, celui-ci l'emporte sur l'autre et le mouvement dépasse le but.

Hypothèse pour hypothèse, nous préférons celle-ci à toutes les autres, parce qu'elle fait rentrer dans le cadre de l'affection les paralysies oculaires qui sans cela restent inexplicables. Nous nous réservons d'ailleurs de revenir sur cette théorie et de répondre aux nombreuses objections qu'il est possible de lui opposer car, nous l'avouons, elle a besoin d'être fondée sur des expériences physiologiques et cliniques dont nous poursuivrons la réalisation.

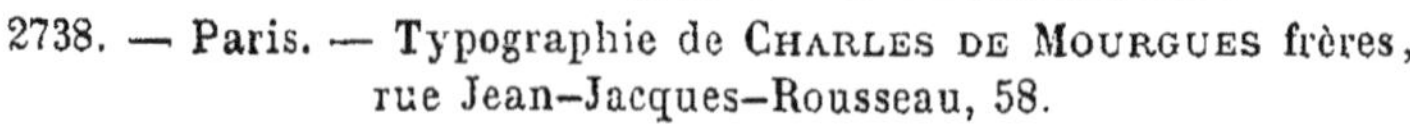

2738. — Paris. — Typographie de CHARLES DE MOURGUES frères, rue Jean-Jacques-Rousseau, 58.